स्वास्थ्य के नियम और अरोमा थेरेपी

कपिला सैनी

ISBN 978-1-68487-414-9

क्रम-सूची

1
Introduction

उत्तम स्वास्थ पाना अपने आप में एक लक्ष्य है। स्वस्थ एवं निरोगी मनुष्य ही सुखी एवं उत्तम जीवन व्यतीत कर सकता है। एक स्वस्थ मनुष्य ही परिवार, समाज व राष्ट्र कल्याण का आधार होता है। परंतु वर्तमान परिवेश में स्वास्थ्य पर भौतिक साधनों का पूर्ण रूप से कब्जा हो गया है।

स्वास्थ्य बहुत ही अहम विषय है आमतौर पर एक साधारण व्यक्ति का शरीर निरोगी होना ही स्वास्थ्य की परिभाषा समझा जाता है। जबकि शरीर का निरोगी होना स्वास्थ्य का मात्र एक ही पहलू है, जो कि स्वास्थ्य की परिभाषा को पूरा नहीं करता।

स्वास्थ्य का शाब्दिक अर्थ है " शारीरिक शरीर का मस्तिष्क की ऐसी अवस्था का होना जिससे वह सभी कार्य सुचारू रूप से कर सके।"

गौतम बुध के अनुसार: स्वस्थ होना हमारे लिए सबसे बड़ा उपहार है। स्वास्थ्य ही सबसे बड़ी संपत्ति है और सबसे अच्छा रिश्ता है।

जीन ट्यूनी के अनुसार: अच्छे स्वास्थ्य की चमक का आनंद लेने के लिए आपको व्यायाम करना चाहिए।

अल्बर्ट आइंस्टाइन के अनुसार: बिना स्वास्थ्य जीवन - जीवन नहीं होता बल्कि यह दुखों और आलस्य की अवस्था होती है।

ऐनी विल्सन शेफ के अनुसार: अच्छे स्वास्थ्य को हम खरीद नहीं सकते पर यह एक अत्यंत मूल्यवान बचत खाता हो सकता है।

प्रश्न है कि स्वास्थ्य क्या है? किस व्यक्ति को हम स्वस्थ कह सकते हैं? आमतौर पर यह माना जाता है कि किसी भी प्रकार का शारीरिक और मानसिक रोग का न होना ही स्वास्थ्य

है | परंतु एक स्वस्थ मनुष्य में इसके अलावा सामाजिक, वैचारिक, व्यवहारिक और रहन-सहन का तरीका सभी स्वास्थ्य की परिभाषा को पूर्ण करते हैं |

मानव शरीर दुनिया के सबसे जटिल शरीरों में से एक है | जो दुनिया में सभी प्राणियों से बेहतर हैं | परंतु मानव शरीर का रखरखाव करना भी आसान नहीं है | जानकारी के अभाव में या गलत जानकारी प्राप्त होने पर हम अपनी आधी से ज्यादा जिंदगी मुश्किलों में काटते हैं | स्वस्थ रहने के लिए कुछ बातों का ध्यान रखना आवश्यक है वरना हमें जानकारी जान की कीमत चुकानी पड़ सकती है |

कोई भी समस्या एक-दो दिन में ही उत्पन्न नहीं होती है | यह हमारी दिनचर्या का नियमित न होना, खानपान में सावधानी न बरतना आदि बातों से धीरे-धीरे यह समस्या पैदा होती है |

हमें एक बात का ध्यान अवश्य रखना चाहिए कि अगर हम स्वस्थ शरीर व लंबी आयु पाना चाहते हैं तो रोज की छोटी-छोटी बातों को ध्यान रखकर एक स्वस्थ जीवन जी सकते हैं | इसके लिए बस आपको अपने दिन में से कुछ समय अपने शरीर के लिए देने होंगे, आखिर इंसान इतनी मेहनत व धन किस लिए एकत्रित करता है, अपनी सुख - सुविधा के लिए |

बस कुछ जरूरी पर साधारण नियम अपनाकर हम बहुत बड़ा खजाना हासिल कर सकते हैं तो आइए जानते हैं कुछ नियम |

2

खास नियम

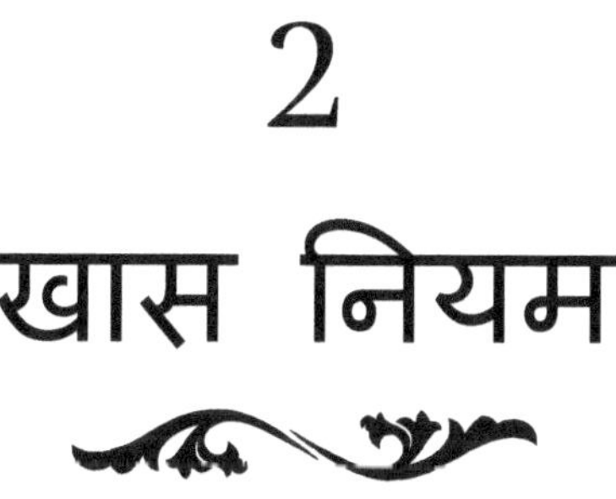

एक्सरसाइ

एक्सरसाइज करना हमारे शरीर के लिए उतना ही जरूरी है जितना कि भोजन व पानी | नियमित व्यायाम से हम मानसिक व शारीरिक रूप से स्वस्थ रहते हैं |

नियमित व्यायाम के फायदे

1. मांसपेशियां स्वस्थ रहती हैं: नियमित व्यायाम से स्वस्थ मांसपेशियों के साथ-साथ खून का बहाव भी सुचारू रूप से होता है | वह इससे मस्तिष्क की कोशिकाओं को भी सक्रिय होने में काफी मदद मिलती है |

2. कैलरी बर्न होती है: अगर किसी भी कारण से आपका वजन बढ़ रहा है और आप उसे नियंत्रित करना चाहते हैं तो इसके लिए आपका मेटाबॉलिज्म अच्छा होना चाहिए | नियमित रूप से व्यायाम करने से मेटाबॉलिज्म बेहतर रहता है और कैलरी भी बर्न होती है जिससे वजन नियंत्रित रहता है |

3. तनाव से निजात: नियमित व्यायाम दिमाग को भी तेज रखता है | नियमित व्यायाम डिप्रेशन की दवा की तरह काम करता है |

4. रक्तचाप: नियमित व्यायाम से रक्तचाप की समस्या कम हो जाती है | जो लोग रोजाना एक्सरसाइज करते हैं उनमें हाई बीपी की समस्या 75% कम हो जाती है | एरोबिक्स जी रक्तचाप को नियंत्रित करता है |

5. कोलेस्ट्रॉल: नियमित व्यायाम से शरीर में हानिकारक कोलेस्ट्रॉल की मात्रा घट जाती है और अच्छे कोलेस्ट्रॉल की मात्रा बढ़ जाती है | व्यायाम से हमारा दिल भी स्वस्थ रहता है और ऑक्सीजन लेवल भी नियंत्रित रहता है |

6. **दर्द से आराम:** जिनको भी पीठ व हाथ पैरों में दर्द की समस्या हो, उन्हें नियमित व्यायाम से लाभ होता है | अगर शरीर में कमजोरी जैसा लग रहा है तो व्यायाम से शरीर में ऊर्जा उत्पन्न होती है | वह नियमित व्यायाम से रोग प्रतिरोधक क्षमता भी बढ़ती है |

संतुलित आहार

स्वस्थ रहने के लिए हमें एक बैलेंस डाइट की बहुत जरूरत होती है क्योंकि ज्यादातर बीमारियां गलत खानपान की आदत से ही उत्पन्न होती है | भोजन हमारी जीभ के स्वाद के लिए नहीं बना है बल्कि भोजन हमारी ऊर्जा संबंधी जरूरतों को पूरा करने के लिए बना है |

3

स्वस्थ रहने के लिए भोजन से संबंधित कुछ नियम

1. फल या सलाद: खाने से पहले एक कटोरी फल या सलाद खाएं, इसके बाद भोजन खाएं इससे खाना आसानी से पच जाता है और इनमें मौजूद पोषक तत्व आपके स्वास्थ्य को बेहतर बनाते हैं | वह बीमारियों से लड़ने में भी मदद करते हैं | इससे इम्यूनिटी भी स्टाफ होती है | फलों को हमेशा सामान्य तापमान पर ही रखना चाहिए |

2. नाश्ता जरूर करें: सुबह खाली पेट ज्यादा देर तक रहना स्वास्थ्य के लिए हानिकारक होता है | मोटापे के अलावा पेट के रोगों का भी कारण बनता है | सुबह नाश्ता नियमित रूप से करने से आप स्वस्थ व ऊर्जावान बनते हैं | ऐसे में अगर आप किसी भी कारण से दोपहर का भोजन न भी कर पाए तो शरीर में ऊर्जा बनी रहती है |

3. जूस पीना: जूस पीने की आदत डालें | खाने के साथ ऑरेंज जूस पीने से शरीर पोषक तत्वों को बेहतर तरीके से ग्रहण कर पाता है | इसके अलावा आप कोई भी पसंदीदा जूस पी सकते हैं | उसमें शक्कर नहीं डालनी चाहिए |

4. उपवास: प्रतिदिन आप अच्छी डाइट लें लेकिन सप्ताह में 1 या महीने में 1 दिन का उपवास अवश्य करें | 1 दिन खाना नहीं खाने से मेटाबॉलिज्म रेट बढ़ जाता है इसके अलावा दिल की बीमारियों का खतरा 40% कम हो जाता है |

5. फल: रोजाना एक फल खाने का नियम बनाने की आदत से अपने आपको ऊर्जावान महसूस करने लगेंगे |

6. वाइट की जगह ब्राउन: भोजन में अगर सफेद की जगह ब्राउन ब्रेड, वह सफेद राइस की जगह ब्राउन राइस, मैदा की जगह गेहूं का आटा का इस्तेमाल करें तो यह हमारी सेहत के लिए फायदेमंद है |

7. नमक का सेवन: खाने में नमक की मात्रा संतुलित होनी चाहिए | खाने में अतिरिक्त नमक खाने से हमें परहेज करना चाहिए | खाना बनाते समय जितना नमक डाला है

उसके अलावा ऊपर से नमक नहीं डालना चाहिए |

4

अच्छी नींद

जिस प्रकार एक मां अपने बच्चे का पालन - पोषण करती है उसी प्रकार सृष्टि नींद की स्थिति में विश्राम देकर सब को पोषित करती है | हमारी दैनिक दिनचर्या में नींद हमारे लिए आवश्यक व एक प्राकृतिक भाग है नींद स्वस्थ जीवन जीने के लिए आवश्यक है | गहरी और अच्छी व पूर्ण रूप से ली गई नींद हमारे शरीर को पूर्ण रूप से आराम देती है | जिससे शरीर को ताजगी व ऊर्जा प्राप्त होती है | अधूरी नींद की वजह से कमजोरी, चिड़चिड़ापन, तनाव, सुस्ती और लघु जीवन की समस्याएं उत्पन्न हो जाती है | इसलिए हमें नींद सही समय पर और भरपूर मात्रा में नहीं चाहिए |

अच्छी नींद लेने के कुछ उपाय

1. सबसे पहले सोने से पहले गहरी सांसे ले और ध्यान अवश्य करें |
2. सोने से पहले पैरों को धोकर तेल की मालिश करें इससे अच्छी नींद आती है |
3. सोते समय आरामदायक सूती वस्त्र पहने इससे शरीर में हवा का संचार होता है |
4. अगर आपको नींद ना आने की समस्या है, तो आप सोने से कुछ देर पहले पुदीने के रस को पानी में डालकर पी सकते हैं | अगर किसी तनाव या परेशानी की वजह से नींद नहीं आ रही है तो आप अश्वगंधा का प्रयोग कर सकते हैं | अपनी डाइट में पनीर को भी शामिल कर सकते हैं, पनीर में ट्रिप्टोफैन नामक एक केमिकल पाया जाता है जो कि न्यूरोट्रांसमीटर सेरोटोनिन का उत्पादन करता है | यह नींद ना आने जैसी समस्या को शरीर से दूर करने में सहायता करती है |

5

खुश रहना सीखे

"मैं हमेशा यही सोचूंगा।"

"मरने के बाद दूसरी दुनिया में,"

"मैं जन्नत को नहीं खोजूगा।"

जीवन में दुख - दर्द तो बहुत है, सवाल उठता है कि आप उन्हें हैंडल कैसे करते हैं। यह अच्छी तरह जान ले कि आप की सबसे बड़ी दौलत आपका और आपके परिवार का स्वास्थ्य और प्रसन्नचित्त रहना है। अगर आप जीवन में खुश रहना चाहते हैं तो शरीर और मन की बुरी आदतों को समझाते हुए उन्हें योग द्वारा दूर करने का प्रयास करें। हमेशा पॉजिटिव सोचे स्वयं को दुख दर्द से अलग करके देखना सीखे। आपका छोटा सा प्रयास ही आपके जीवन में बदलाव ले आएगा।

6

सफाई का पूरा ध्यान रखें

स्वच्छता का सभी के जीवन से गहरा संबंध है | साफ सफाई से स्वास्थ्य अच्छा रहता है | स्वास्थ अच्छा होगा तभी हम अपने जीवन में सकारात्मक सोच अपना पाएंगे | इसलिए हमेशा स्वच्छता का ख्याल रखना चाहिए | इसके लिए स्वच्छता तो जरूरी है ही, पर इसके साथ ही हमें शरीर की अंदरूनी स्वच्छता का भी ध्यान रखना चाहिए |

हम सभी जानते हैं कि संक्रमण गंदगी की वजह से फैलता है इसलिए हमें शरीर के हर अंग को साफ रखना चाहिए |

1. नाखूनों की सफाई: नाखूनों की सफाई हमारे लिए बेहद मायने रखती है | क्योंकि हम, हमारा हर एक काम अपने हाथ से करते हैं और अगर नाखून बड़े हो और गंदे हो तो हमें बीमारियों का खतरा बढ़ जाता है | क्योंकि बड़े नाखूनों में गंदगी जल्दी होती है, इसलिए हमेशा अपने नाखून समय पर काटे और उन्हें साफ रखें |

2. हाथों की सफाई: नाखूनों की सफाई के साथ-साथ हाथ की सफाई का ध्यान रखना चाहिए | क्योंकि हाथों से ही गंदगी खाने में फैलती है और फिर खाने से शरीर में, इसलिए खाना बनाने और खाने से पहले हाथ अवश्य धोए |

3. मुंह की सफाई: सुबह उठने के बाद और रात को सोने से पहले दांत आवश्य साफ करें | इससे दांत की कोई भी समस्या नहीं होगी |

4. त्वचा की सफाई: पसीना आने से इन्फेक्शन होना स्वभाविक है, इसलिए गर्मी में दो बार अवश्य नहाए | इसका मतलब यह नहीं है कि हम सारे दिन A.C. में बैठे रहे और पसीना आने ही ना दें, हमारे शरीर से पसीना निकलना बहुत ही जरूरी है | पर पसीने को साफ करना भी उतना ही जरूरी है | अगर हम शरीर से पसीना नहीं निकालेंगे तो वह भी स्वास्थ्य के लिए हानिकारक है |

5. बालों की सफाई: बालों की सफाई को भी अनदेखा नहीं करना चाहिए, क्योंकि बाय शरीर की खूबसूरती बनाते हैं | बालों का ख्याल नहीं रखेंगे तो सर से रूसी, खुजली जैसी

समस्याएं उत्पन्न हो जाएंगी | इसलिए हमें हफ्ते में एक बार तेल अवश्य लगाना चाहिए, ताकि बालों को पोषण मिले और हफ्ते में दो बार बाल अवश्य धोएं |

6. **पैर की सफाई:** अक्सर देखा गया है कि लोग अपने पूरे शरीर को तो चमका लेते हैं, परंतु अपने पैरों पर बिल्कुल ध्यान नहीं देते | जिसकी वजह से एड़िया फटने लगती हैं और बाद में वह दर्द और तकलीफ देते हैं | पैरों को हर दूसरे दिन रगड़ करना चाहिए |

7

अति सफाई भी नुकसानदायक

अपने आसपास सफाई रखना अच्छी बात है | इस तरह बहुत सारे हानिकारक बैक्टीरिया और उनसे होने वाली बीमारियां हमसे दूर रहती हैं | मगर कुछ लोगों में साफ - सफाई की ऐसी सनक होती है कि वह बार-बार हाथ धोना, दिन में कई बार नहाना, घर में कई बार पोछा लगाना, बार-बार हर जगह धूल - मिट्टी के कणों को देखना, आदि जैसे काम करते रहते हैं |

दरअसल यह एक प्रकार का मनोविचार है | मनोवैज्ञानिकों के अनुसार जिन किसी व्यक्ति के मन में सफाई का विचार घर कर लेता है | तो वह उससे बार-बार दोहराता रहता है | इसे ऑब्सेसिव कंपल्सिव डिसऑर्डर (ऑ डि सी) कहते हैं ऐसे लोगों को पता भी नहीं होता कि ज्यादा साफ सफाई से जरूरी वह अच्छे बैक्टीरिया भी मर जाते हैं | फिर उसी वजह से बीमारियां पैदा होती हैं |

8

अरोमा थेरेपी

आयुर्वेद के अनुसार हमारे आसपास ऐसे बहुत से औषधीय गुणों वाले पौधे और वनस्पति हैं जो बहुत ही लाभदायक हैं | प्राकृतिक औषधियां का उपयोग हमारी दादी - नानी के जमाने से भी पहले से चला आ रहा है |

अरोमा का अर्थ है खुशबू और थेरेपी का अर्थ है उपचार | यानी खुशबू की मदद से उपचार, एक औषधीय औपचारिक प्रक्रिया है | जिसमें कई पौधों से अहम तत्व निकाल कर उसका प्रयोग रोगों के इलाज में होता है | इस थेरेपी में कई तरह के तेल, पानी की भाप, कुछ सुगंधित मिश्रण, आदि का इस्तेमाल मालिश और नहाने के लिए किया जाता है | थेरेपी के दौरान शरीर पर मौजूद एक्यूप्रेशर बिंदुओं की बाहरी रूप से मसाज की जाती है जिससे शरीर को आराम मिलता है |

अरोमा थेरेपी क्या है?

अरोमा थेरेपी यानी सुगंध की चिकित्सा | इसमें सुगंध के माध्यम से रोगों का उपचार किया जाता है | तनाव और थकान को दूर करने के लिए अरोमा थेरेपी बहुत ही कारगर उपचार है | अरोमाथेरेपी दिमाग की कार्य क्षमता को बढ़ाती है और प्रतिरक्षा प्रणाली को मजबूत करती है | इसके प्रयोग से शरीर को किसी प्रकार की एलर्जी नहीं होती है | यानी यह शरीर को नुकसान पहुंचाए बिना बीमारियों से बचाती है | इसमें खुशबू के द्वारा हमारे मस्तिष्क, स्नायुतंत्र आदि को फायदा पहुंचता है | इसमें खुशबू वाली वस्तुएं शामिल की जाती है जैसे पेड़ – पौधे, पत्तियां, फल – फूल, कुछ सब्जियां और कुछ मसाले, आदि | इसमें डिस्टलेशन पद्धति द्वारा फल - फूलों का अर्क निकाला जाता है, इसको एसेंशियल ऑयल कहते हैं | और हर अर्क की अपनी अलग खुशबू और पहचान होती है | इन्हीं अर्क से दिए जाने वाले उपचार को अरोमाथेरेपी कहते हैं | अरोमा थेरेपी मै प्रयोग किए जाने वाले मुख्य ऑयल हैं बेंजाइन, यूकेलिप्टस, जिरेनियम, लेवंडर, गुलाब, वर्गमोट, जैस्मिन, सैंडल, आदि प्रमुख है | तेल के अलावा लोशन, पाउडर, क्ले मस्क, बैंडिंग सॉल्ट, फेशियल स्ट्रीमर, क्रीम, आदि के

रूप में भी उपलब्ध है |

अरोमा थेरेपी के स्वास्थ्य लाभ

1. तनाव से बचाव: फूलों की प्राकृतिक खुशबू से हम सभी का मन प्रफुल्लित हो जाता है | तनाव से बचने के लिए यह बहुत ही अच्छा उपचार है | यदि आप अक्सर तनाव से ग्रस्त रहते हैं तो अरोमाथेरेपी आपके लिए बहुत ही लाभदायक उपचार हो सकता है | इस उपचार से आपके मन को सुकून और शांति मिलेगी और तनाव शीघ्र ही दूर हो जाएगा |

2. ऊर्जा का संचार: अरोमा थेरेपी से पूरे शरीर में ऊर्जा का संचार होता है और शरीर सक्रिय हो जाता है | यूनिवर्सिटी ऑफ पीटर्सबर्ग की एक रिपोर्ट के मुताबिक, अरोमा थेरेपी मानव मस्तिष्क में बदलाव ले आती है, खुशबू ना केवल मन की स्थिति में बदलाव लाती है, बल्कि सुकून भी देती है और शरीर को ऊर्जावान बनाती है | मस्तिष्क में खुशबू को पहचानने वाले न्यूरॉन्स होते हैं, यह न्यूरॉन सुगंध के कारण मस्तिष्क को सक्रिय बनाते हैं |

3. त्वचा में प्राकृतिक निखार: अगर आपकी त्वचा रूखी हो गई है, आपके चेहरे का प्राकृतिक तेल कम हो गया है | तो अरोमाथेरेपी काफी कारगर साबित हो सकती है | इसमें इस्तेमाल होने वाले तेल हमारे शरीर में एंटीबैक्टीरियल क्षमता बढ़ा देते हैं | जिससे त्वचा से संबंधित परेशानियां जल्दी खत्म हो जाती हैं | अरोमा थेरेपी में इस्तेमाल होने वाले प्राकृतिक तेल, शरीर में एंटी बैक्टीरिया को क्रियान्वित करते हैं | इससे चोट की वजह से लगे दाग और झुर्रियां कम होती हैं | अरोमा थेरेपी के बाद त्वचा में एक खास तरह की कोमलता आ जाती है |

अरोमा थेरेपी का प्रयोग दिमाग और शरीर दोनों की सेहत को दुरुस्त रखने के लिए किया जाता है | इससे अन्य कई समस्याओं का भी समाधान होता है |

1. सिर, माइग्रेन या बदन दर्द
2. अनिंद्रा या नींद से जुड़ी अन्य समस्या
3. स्ट्रेस, एंजायटी या मानसिक तनाव
4. जोड़ों का दर्द
5. कीमोथेरेपी के साइड इफेक्ट को कम करना
6. डिलीवरी के दौरान तकलीफ को कम करना
7. रोग प्रतिरोधक क्षमता और पाचन क्षमता को बढ़ाना

अरोमा थेरेपी के उत्पादन

1. टी ट्री एक्सट्रैकट: यह ऑइली स्किन और मुहासे की समस्या को दूर करने में काफी मददगार होता है | यह सेल्स की मात्रा बढ़ाने के साथ-साथ उन्हें साफ भी करता है | यह दाग धब्बों मुहांसों और डार्क सर्कल्स पर जादू की तरह काम करता है | रोज लोशन के साथ टी ट्री ऑयल की एक बूंद लेकर लगाएं या सीधा दाग धब्बे वाली जगह लगाएं |

2. लैवेंडर: कई औषधीय गुणों के साथ भरपूर है | इससे कई तरह से इस्तेमाल किया जाता है | जैसे छोटे-मोटे बर्न और सन बर्न, रैशेज, घाव और कीड़े मकोड़े के काटने | इससे मांसपेशियों और सिर दर्द आदि का उपचार भी किया जाता है |

3. पिपरमिंट: गर्मी के दिनों में अगर ज्यादा गर्मी महसूस हो रही हो तो पानी में एक बूंद पिपरमेंट ऑयल की डालकर पैरों के तलवों में मालिश करें | तो तुरंत शरीर का तापमान कंट्रोल में आ जाता है | यह दिमाग को शांत रखता है, इसके अलावा सिर दर्द, पाचन तंत्र संबंधित समस्या, नाक बंद, आदि में पिपरमेंट एसेंशियल ऑयल बहुत उपयोगी है |

4. यूकेलिप्टस: यूकेलिप्टस बुजुर्गों के काम में आने वाली औषधि है | बड़ी उम्र के लोगों में गर्मियों में बुखार, सर्दी – जुकाम, मसल्स पेन और तनाव होने पर इसे काम मे लिया जाना फायदेमंद होगा | इससे गांव भी जल्दी भरते हैं |

5. जर्मन कीमोमाइल: गर्मियों में बेहद काम का है यह ऑयल | जलन, खुजली, टमी टाइटिस, गांठे, एक्ने, सोरायसिस, नैपी रैसेज, एग्जिमा और ड्राई स्किन जैसी प्रॉब्लम में इस्तेमाल किया जाता है |

6. चंदन का लेप: दिमाग में ठंडक लाने के लिए माथे पर चंदन का टीका लगाने की सलाह दी जाती है | आयुर्वेद में कुल 11 इंद्रियों का जिक्र है, इसमें 11वीं इंद्री है मन और हम अपने मन को सुगंध द्वारा प्रफुल्लित करते हैं | स्वस्थ मन मतलब सकारात्मक विचार, जोकि आज के परिवेश में बहुत आवश्यक है |

7. गुलाब: गुलाब की खुशबू से पित्र दोष में शांति मिलती है | इसकी महक से तनाव के अलावा पाचन से जुड़ी समस्या में आराम मिलता है | गर्भवती महिलाएं गुलाब की खुशबू ना ले|

9 781684 874149